AF346427

ANOMALIES DE NUTRITION

Par le Dr J. REDIER,

Professeur de pathologie externe
et chargé du cours et de la clinique complémentaires des maladies de la bouche et des dents
à la Faculté libre de Médecine de Lille.

PARIS,

LIBRAIRIE J.-B. BAILLIERE ET FILS,

19, RUE HAUTEFEUILLE, 19

(près du boulevard Saint-Germain).

1883.

ANOMALIES DE NUTRITION,

Par le Docteur J. RÉDIER,

Professeur de pathologie externe
et chargé du cours et de la clinique complémentaires des maladies de la bouche et des dents
à la Faculté libre de Médecine de Lille.

Nous donnons le nom d'anomalie de nutrition à toute modification notable, soit de la constitution des tissus dentaires, soit de l'évolution des organes formateurs de la dent.

Ces anomalies se présentent avec des conséquences et sous des aspects très différents. Tantôt, l'évolution régulière du follicule n'est pas entravée, et les troubles de la nutrition ne se traduisent que par des modifications plus ou moins importantes, soit dans la composition chimique des tissus dentaires, soit dans leur structure histologique ; tantôt, au contraire, c'est la fonction même du follicule qui est plus ou moins profondément troublée ; alors ou bien le follicule tout entier frappé d'abord d'arrêt de développement subit une régression partielle ou totale (atrophie folliculaire), ou bien les organes formateurs des tissus dentaires au lieu de donner naissance à des tissus normaux produisent des masses irrégulières de dentine et d'émail dont l'assemblage ne rappelle en rien l'aspect des dents bien constituées (odontômes), ou bien enfin, le follicule subit la transformation kystique (kyste folliculaire).

Les anomalies de nutrition comprennent ainsi :

Les anomalies de composition chimique des tissus dentaires ;

Les anomalies de structure histologique ;

L'atrophie folliculaire ;

Les odontômes ;

Les kystes folliculaires.

Nous ne décrirons pas ici les odontômes, ni les kystes folliculaires, parceque ces anomalies sont fréquemment la cause d'accidents qui rentrent plutôt dans le cadre de la pathologie ; nous n'aurions d'ailleurs rien à ajouter aux descriptions magistrales qui ont été faites des odontômes par Broca et des kystes dentaires par Magitot (1).

Quant aux anomalies de composition chimique des tissus dentaires, leur étude est encore à faire ; aussi en l'absence de recherches expérimentales, nous croyons devoir nous en tenir à l'exposition sommaire de quelques particularités qui sont révélées par l'expérience quotidienne.

Ainsi nous considérons comme suffisamment démontrées les trois propositions suivantes : (a) la proportion relative de substance organique et de sels terreux qui entrent dans la composition des tissus dentaires au moment de leur formation varie d'un individu à l'autre et dépend essentiellement de la constitution générale du sujet ; (b) toutes les dents d'un même sujet n'ont pas nécessairement la même composition, puisque ces organes se forment par groupes à des époques successives pendant lesquelles les conditions générales de la nutrition peuvent être modifiées ; (c) une même dent peut, pour les mêmes motifs, présenter dans ses différentes couches des variations de composition plus ou moins importantes.

Nous ne savons pas exactement dans quelles limites sont

---

(1) Voyez : Broca, *Traité des tumeurs* ; Magitot, *Mémoire sur les kystes dentaires* ; et notre article sur le même sujet, in *Journal des Sc. méd. de Lille*, 1881.

susceptibles de se produire ces écarts dont l'analyse chimique pourrait seule nous donner la mesure rigoureuse, mais l'observation a montré qu'il existe entre la composition chimique des dents et certains de leurs caractères physiques des rapports constants dont, en l'absence de documents plus précis, nous tirons d'utiles enseignements.

Ainsi, il est d'expérience vulgaire que les dents de couleur blanc-jaunâtre sont rarement atteintes de carie ; tandis que celles dont la couleur est tout-à-fait blanche, ou d'un blanc-bleuâtre s'altèrent très rapidement ; les premières dont la teinte jaunâtre devient plus apparente à mesure que le sujet avance en âge sont beaucoup plus dures, comme il est facile de s'en convaincre en cherchant à les entamer avec des instruments ; elles sont également plus fragiles, c'est-à-dire qu'elles sont plus sujettes à se fracturer dans les tentatives d'extraction où à la suite de violences mécaniques quelconques ; ceux qui les ont jouissent en général d'une bonne santé ; tandis que les secondes se rencontrent le plus souvent chez les sujets de mauvaise constitution, chez les lymphatiques et les scrofuleux en particulier.

Ces deux extrêmes représentent les dents riches et les dents pauvres en sels terreux ; entre eux s'échelonnent un grand grand nombre de degrés intermédiaires ; mais il est bien difficile d'indiquer la limite où cessent les variétés physiologiques et où commence l'anomalie proprement dite.

C'est de la composition de l'ivoire et plus encore de celle de l'émail que dépend surtout la qualité bonne ou mauvaise des dents, car le cément par sa situation est soustrait à l'influence des agents extérieurs ; les trois tissus dentaires présentent encore entre eux cette différence que, tandis que l'ivoire par la pulpe et le cément par le périoste reçoivent incessamment des matériaux qui peuvent, quoique dans une faible mesure, améliorer leur constitution première, l'émail, au contraire, tissu complètement dépourvu de vitalité, conserve invariablement la même composition.

Les anomalies de composition chimique sont à peu près au-dessus des ressources de l'art ; il est certain cependant que dans les familles où les mauvaises dents sont héréditaires, on lutterait avec quelques chances de succès contre cette prédisposition en donnant aux enfants, pendant la période qui correspond à l'évolution des follicules dentaires, une alimentation riche en matériaux calcaires, et d'une manière générale en mettant à profit tous les moyens propres à favoriser le développement d'une bonne constitution ; mais ce ne sont là que des mesures prophylactiques, dont, il faut le reconnaître, il est peu probable qu'il soit tenu grand compte

Sommes-nous donc complétement désarmés lorsque nous nous trouvons en présence de ces dents bleuâtres que nous savons être si grandement prédisposées à la carie ? Si nous ne pouvons rien pour changer la composition de cet émail qui forme un revêtement protecteur insuffisant, nous pouvons du moins agir sur le milieu buccal, et soustraire la dent d'une manière très efficace aux causes ordinaires de destruction par une hygiène appropriée. (1)

ANOMALIES DE STRUCTURE. — L'émail, l'ivoire et le cément peuvent présenter individuellement diverses variations congénitales dans leur structure histologique ; ce sont ces variations qu'on désigne sous le nom d'anomalies de structure lorsqu'elles sont assez prononcées pour diminuer notablement la résistance de ces tissus aux altérations pathologiques.

1° *Anomalies de structure de l'émail*. Les défauts de structure de l'émail sont de deux ordres. Dans une première variété, ils se montrent sous forme de taches opaques, plus ou moins jaunâtres, de forme irrégulière, simples ou multiples pour chaque dent, limitées à un seul organe ou occupant les organes symétriques ou homologues. L'examen histologique montre

---

(1) Voyez notre travail sur l'hygiène dentaire, *Journal des Sc. méd. de Lille*, juin 1879.

que dans ces cas les prismes sont granuleux et que chacun d'eux conserve son individualité au lieu de se fusionner avec ses voisins comme à l'état normal, conditions qui donne au tissu cette apparence opaque et diminue en même temps sa résistance. Cette disposition s'accompagne aussi constamment d'un trouble plus ou moins profond dans la composition chimique : la calcification est imparfaite, l'émail est crayeux et se présente sous l'aspect qu'il revêt dans certaines formes de caries du premier degré.

Dans la seconde variété il s'agit plutôt ue défaut dans la quantité que dans la qualité du tissu : tantôt l'émail accumulé par places forme de véritables bourelets , tantôt au contraire l'epaisseur de la couche qui recouvre en tel ou tel point la dentine est notablement diminuée , tantôt enfin en observe en certains points une absence complète de tissu ; de petites cavités, des échancrures, des sillons plus ou moins profonds appréciables à l'œil nu et à l'exploration avec un stylet fin se remarquent alors aux points correspondants. Le lieu d'élection de ces anfractuosités est l'intervalle qui sépare les tubercules des molaires, la face externe des premières grosses molaires et la face postérieure des incisives supérieures , surtout des latérales. Ces points qui, d'après Magitot, seraient également dépourvus de la cuticule existent presque toujours simultanément aux dents symétriques ; à leur niveau, l'ivoire est donc dépourvu de tout revêtement protecteur ; aussi forment-ils à un haut degré des lieux d'élection pour la carie dentaire , les mucosités buccales et même les détritus alimentaires y séjournent, et par leur matière colorante déterminent cette teinte noirâtre que l'on observe si souvent au fond des sillons de la face triturante des molaires ; enfin une carie à marche plus ou moins rapide ne tarde pas à envahir la dentine.

2° *Anomalie de structure de l'ivoire.* Pour l'ivoire, l'anomalie de structure se reconnaît à l'existence de nombreux espaces interglobulaires et à certaines particularités que présentent les canalicules dans leur forme, dans leur volume, dans leurs divisions et dans leur mode de terminaison.

Ceux-ci qui dans l'état normal vont en diminuant graduellement de diamètre à mesure qu'ils approchent de la périphérie présentent au contraire des dilatations parfois très considérables en quelque point de leur trajet, en particulier au niveau de leurs divisions ; au lieu de se terminer par de fines anastomoses ou suivant l'un des autres modes habituels, ils s'ouvrent directement dans un réseau de cavités irrégulières plus ou moins larges situé au voisinage de l'émail, de sorte que cette partie du tissu est comme spongieuse et incapable d'opposer la moindre résistance aux agents de destruction. Cette disposition qui est d'ailleurs assez fréquente, rend très bien compte de l'excessive sensibilité que présentent certaines dents lorsque la couche d'émail a été détruite par la carie ; la sensibilité diminue ensuite quand la carie a dépassé le niveau de ce réseau anastomotique dans lequel les fibres de l'ivoire s'étalent comme en nappe.

Les espaces interglobulaires qu'on rencontre exceptionnellement dans l'ivoire normal, se rencontrent en bien plus grande proportion dans les dents à ivoire imparfait. On connaît leur mode de formation : ce ne sont point à proprement parler des espaces ou des cavités vides, mais des portions de tissu dans lesquelles la substance fondamentale n'a pas subi la calcification ; il ne faudrait donc pas s'en laisser imposer parce que l'on observe sur des préparations sèches dans lesquelles la substance molle de l'espace interglobulaire en se desséchant et en se rétractant a formé une cavité plus ou moins irrégulière qui contient de l'air et par suite paraît noire à l'examen miscropique. Les espaces interglobulaires empruntent leur nom à l'aspect particulier que revêt la dentine calcifiée qui en limite ordinairement les contours. La matière calcaire, au lieu de former une masse homogène s'est déposée en globules dont les saillies justaposées ont donné à l'espace sa forme iurégulière et caractéristique.

Les dents dans lesquelles il existe beaucoup de globules dentinaires et d'espaces interglobulaires se détruisent nécessairement avec une extrême rapidité, quand la carie s'en empare.

3° *Anomalies de structure du cément.* — Les défauts de structure du cément sont absolument dépourvus d'intérêt chez l'homme : la faible épaisseur du tissu, sa situation autour de la racine où il est soustrait aux influences extérieures enlèvent toute portée aux anomalies qu'il pourrait présenter ; il faut d'ailleurs reconnaître que ces anomalies n'ont encore été l'objet d'aucune étude sérieuse.

4° *Anomalies de structure de la dent en totalité.* — *Erosion.* — Les anomalies que nous venons de décrire isolément dans chaque tissu dentaire dépendent presque tonjours d'une perturbation survenue dans la nutrition générale du sujet, à l'époque de la formation de ces tissus ; aussi les observe-t-on souvent à la fois sur l'émail et sur l'ivoire, dans les parties qui correspondent à une même époque de l'évolution. L'étiologie commune de ces anomalies les rend à ce point connexes que des variations dans la composition chimique accompagnent presque constamment les variations dans la structure histologique, et que les unes et les autres ont été de tout temps considérées comme le témoignage d'une première enfance maladive et comme l'indice d'une mauvaise constitution.

Mais tous les troubles de la nutrition ne se traduisent pas de la même manière sur les tissus dentaires; les maladies chroniques, les diathèses ou même simplement la faiblesse et la débilité générales qui font sentir leur influence pendant toute la durée de l'évolution dentaire impriment à la totalité de l'organe ce caractère d'imperfection que nous avons signalé et qui se reconnaît à une coloration particulière, à la présence de quelques taches opaques, au défaut de résistance des tissus, etc.; sans que pour cela la forme extérieure et l'aspect général soient notablement modifiés.

Les affections aiguës graves et de courte durée, se comportent tout autrement ; elles produisent dans la genèse des tissus des perturbations beaucoup plus profondes, mais limitées exclusivement à la partie de l'organe qui s'est développée pendant leur cours ; les dents, frappées ainsi pendant un certain temps d'une sorte d'arrêt de développement, offrent un aspect tout particulier, qui avait depuis longtemps frappé les observateurs, sans qu'on ait pu, jusqu'à ces dernières années, se rendre un compte bien exact, de la nature et de l'étiologie de cette altération particulière.

Cette altération a reçu le nom d'*Érosion* ; nous la décrirons avec quelques détails, en raison des discussions intéressantes auxquelles elle a donné lieu depuis quelque temps.

L'érosion est une anomalie de structure des tissus dentaires, caractérisée extérieurement par un aspect spécial de la couronne, qui semble comme rongée et comme érodée sur certains points de sa hauteur. Bien que le terme d'érosion comporte l'idée d'une lésion accidentelle et non d'une altération congétinale, nous continuerons à nous en servir, à défaut d'une meilleure expression, et parce qu'il est consacré par un long usage.

L'altération se présente avec des caractères si particuliers, qu'il est impossible de la confondre avec aucune autre ; on en en décrit cependant plusieurs variétés ou formes ; mais les différences qui existent entre les unes et les autres, dépendent exclusivement de l'étendue de la lésion et du niveau qu'elle occupe sur la couronne dentaire.

(*a*) 1re forme : Sillon simple ou pointillé, unique ou multiple. J. Tomes désigne sous le nom d'érosion *en escalier*, les cas où il existe plusieurs sillons superposés et profonds.

(*b*) 2me forme : Érosion en bande, qui se distingue de la précédente, en ce que l'altération au lieu d'être simplement linéaire a une certaine étendue. Une même dent peut présenter une, deux ou trois bandes séparées par des intervalles de tissu sain.

(*c*) 3ᵉ forme : Érosion en nappe, occupant la presque totalité ou la totalité de la couronne qui semble tout entière désorganisée (dents en gateaux de miel, de J. Tomes).

Lorsque l'érosion occupe le bord libre des incisives, la pointe des canines ou la surface triturante des molaires, elle détermine dans la configuration de ces parties des modifications plus profondes.

Ainsi, à la face triturante des molaires, au lieu de la saillie normale des tubercules, on ne trouve qu'une série de petits mamelons ou de pointes séparées par des anfractuosités plus ou moins profondes ; le bord libre de l'incisive présente souvent une échancrure à convexité tournée vers le collet de la dent ; le sommet aigu des canines se termine en cône tronqué ; mais ces dispositions ne représentent jamais l'état primitif ; elles résultent certainement de la fracture accidentelle de l'extrémité libre qui, amincie et rendue fragile par l'érosion, s'est détachée souvent à l'insu du sujet : c'est donc à tort qu'on a voulu faire de ces dispositions autant de variétés particulières de l'érosion.

Quelle que soit la forme de l'érosion, les parties qui en sont frappées présentent une coloration brun noirâtre qui tranche sur celle du reste de la dent et qui leur est communiquée par les matières étrangères qui se déposent entre les aspérités de la surface.

Toutes les dents peuvent être atteintes d'érosion, mais celles de la première dentition ne le sont que tout à fait exceptionnellement ; l'anomalie est au contraire très commune à la dentition permanente. Les dents qui en sont le plus souvent frappées sont, en première ligne, les premières molaires, puis les quatre incisives inférieures et les centrales supérieures, puis les canines et les incisives latérales supérieures ; les prémolaires et surtout les deuxièmes et troisièmes molaires n'en portent presque jamais de trace.

La lésion n'est jamais isolée sur une seule dent, elle affecte constamment sur les mêmes points, à un égal degré et sous une forme identique, les dents symétriques d'une même mâchoire: c'est là un caractère fondamental. Lorsque plusieurs séries de dents en sont atteintes, elles le sont généralement à des niveaux différents pour chaque série, phénomène qu'explique très bien, ainsi que nous le verrons plus loin, le mode de production de l'anomalie. Dans tous les cas, qu'il s'agisse de sillons de bandes, ou d'érosion en nappe, il est bien entendu que l'altération n'occupe pas seulement telle ou telle face de la couronne, mais qu'elle est circulaire et forme comme un anneau tout autour de la dent.

L'examen histologique d'une tranche mince prise suivant l'axe sur une dent frappée d'érosion montre des zones alternatives de tissu sain et de tissu anormal. Au niveau de ce dernier, l'émail manque complétement ou ne forme qu'une couche très mince offrant l'aspect de l'émail imparfait tel que nous l'avons décrit ci-dessus ; dans les points correspondants, l'ivoire se montre exclusivement sous la forme globulaire et rempli de ces espaces dits interglobulaires dans lesquels la substance fondamentale est totalement dépourvue de sels calcaires ; les limites de la lésion sont toujours très nettes et le reste du tissu présente au dessus et au dessous la structure normale. L'érosion n'est donc pas caractérisée par une altération spéciale des tissus dentaires : elle ne montre, au microscope, que ce que l'on observe dans toutes les dents affectées de troubles de structure même légers ; mais elle se distingue de ces derniers à la fois par l'intensité des désordres et par leur rigoureuse délimitation en zones parfaitement distinctes et entre lesquelles les tissus reprennent leurs caractères physiologiques.

L'érosion dentaire est le résultat d'une perturbation *profonde* et *momentanée* de la nutrition générale survenue pendant la période de formation des tissus dentaires, et qui a arrêté momentanément ou au moins diminué et rendu irrégulier l'apport des matériaux calcaires. Ainsi s'expliquent la simultanéité et l'identité de la lésion sur les dents contemporaines, le niveau inégal de son siège sur les diverses séries de dents, enfin l'intégrité des unes et les atteintes plus ou moins graves des autres. Il est bien évident en effet que l'anomalie frappe en même temps toutes les dents qui sont en voie de développement au moment où intervient la cause perturbatrice, et comme la genèse de tous les follicules n'est pas simultanée, il s'ensuit que toutes les dents ne sont pas atteintes à la même hauteur, et que celles dont la couronne est déjà formée, ou dont, au contraire, l'évolution n'est pas commencée, sont soustraites à l'érosion.

Toutes les affections aiguës graves à invasion brusque et à durée limitée survenues pendant la période d'évolution intra-folliculaire sont donc susceptibles de produire l'érosion : telles sont les fièvres exanthématiques, les affections intestinales aiguës, celles des voies respiratoires et plus particulièrement peut-être l'éclampsie infantile.

Tel n'est cependant pas l'avis de tous les auteurs. Dès 1863, M. Hutchinson (1) attribuait l'érosion dentaire à la syphilis héréditaire ; depuis ses idées ont été adoptées et défendues avec autant d'énergie que d'autorité par M. Parrot (2). Nous sommes complétement d'accord avec M. Magitot qui a combattu cette manière de voir à plusieurs reprises (3) pour refuser à la syphilis héréditaire ce privilège exclusif de l'érosion ; il nous suffira, croyons-nous, d'opposer à MM. Hutchinson et Parrot, les arguments suivants pour montrer que leur opinion est difficile à admettre :

1° Les dents temporaires qui n'échappent certainement pas plus que les permanentes à l'influence de la syphilis constitutionnelle ne sont presque jamais atteintes d'érosion ;

---

(1) A Clinical Memoir on certain diseases of the eye and ear, consequent on inherited syphilis.

(2) *De la syphilis dentaire.* Communication faite au Congrès de l'Association française, session de Reims, 1880 ; et *Gaz. des hôp.*, 1881.

(3) *Études cliniques sur l'érosion*, etc. Congrès des sciences médicales de Londres, section des maladies des enfants, 5 août 1881.

2° La syphilis héréditaire est une affection relativement rare, tandis que l'érosion est très commune ;

3° On observe tous les jours l'érosion chez des sujets sur lesquels l'observation la plus minutieuse ne permet pas de trouver la moindre trace de syphilis ;

4° Enfin, l'érosion dentaire n'est pas spéciale à l'espèce humaine et peut se rencontrer chez des animaux domestiques que la syphilis n'atteint pas.

Pour M. Magitot l'éclampsie infantile est l'unique cause de l'érosion, c'est là, croyons-nous, encore une opinion trop exclusive. Dans un très intéressant mémoire auquel nous renvoyons le lecteur désireux de connaître le détail de la question, cet auteur (1) invoque principalement à l'appui de sa manière de voir 40 observations dans lesquelles la lésion est certainement sous la dépendance de l'éclampsie infantile ; mais ces observations ne prouvent qu'une chose que nous admettons parfaitement, c'est que l'éclampsie est une cause fréquente d'érosion, elles ne prouvent en rien qu'elle en soit la cause unique. Pour établir par l'observation l'étiologie de l'érosion, il est nécessaire de recueillir indistinctement tous les cas qui se présentent pendant un temps donné en les faisant suivre de l'indication minutieuse de l'état sanitaire de l'enfant pendant ses premières années. Nous savons pour l'avoir entreprise, combien cette enquête est difficile à suivre en raison de l'impossibilité ou se trouve le plus grand nombre des sujets ou même leurs parents de fournir des renseigne-ments précis ; mais, après l'élimination de tous les cas douteux, il en reste un certain nombre ou la relation entre la cause et l'effet est entourée de garanties suffisantes pour per-mettre de tirer des conclusions qui sont d'autant moins dis-cutables que la quantité des faits recueillis est elle-même plus

---

(1) *Loc. cit.*

considérable. C'est ce que nous faisons depuis deux ans (1), et sans vouloir attribuer à notre statistique, encore numériquement insuffisante, plus de valeur qu'elle n'en a, nous y relevons un tiers des cas environ dans lesquels il est impossible d'invoquer l'éclampsie et où les affections aiguës les plus variées sont les seules causes capables d'expliquer la production de l'érosion.

Il n'est pas sans intérêt de rappeler ici que d'autres organes que les dents subissent aussi sous l'inflence des perturbations graves de l'économie des atteintes tout à fait comparables à l'érosion : la lésion connue sous le nom de cataracte zonulaire, principalement étudiée en France par Nicati (2) est une véritable érosion du cristallin ; le sillon unguéal qui se forme dans les maladies aiguës est une érosion de l'ongle ; cette dernière n'a pas, il est vrai, le caractère de permanence des deux autres, mais cette différence tient uniquement au développement rapide de l'ongle qui s'accroît et se renouvelle incessamment.

L'érosion dentaire échappe à peu près complétement à toute intervention thérapeutique. Au moyen d'une bonne hygiène, les sujets atteints de cette anomalie peuvent atténuer les effets de la prédisposition à la carie ; dans quelques cas, on pourra juger utile de reséquer le petit moignon aigu qui termine les canines ou de régulariser le bord libre des incisives échancrées ; mais ce sont là, il faut le reconnaître, de bien faibles ressources ; presque toujours malgré les plus minutieuses précautions, les dents érodées se détruisent de bonne heure et les sujets sont réduits à l'obligation de recourir prématurément à l'emploi des appareils prothétiques.

Atrophie folliculaire. — L'atrophie folliculaire est une évolution anormale du follicule dentaire dont les éléments ar-

---

(1) Nous publierons en temps utile, et quand elle sera plus complète, cette statistique détaillée.

(2) *Revue mensuelle de médecine et de chirurgie*, janv. 1879.

rivés à un certain degré de développement subissent une régression qui aboutit, soit à la diminution générale du volume
de l'organe, soit à la transformation en tissu fibreux, soit à sa
disparition complète.

Dans le premier cas, l'atrophie est dite partielle ; dans les
deux autres elle est totale, la transformation fibreuse équiva-
lant comme résultat à la disparition complète.

L'atrophie du follicule peut survenir à toutes les époques de
l'évolution, même pendant la période de formation de la couronne ; le fait a été constaté directement par MM. Legros et
Magitot dans leurs expériences sur les greffes dentaires (1),
expériences dans lesquelles ils ont assisté plusieurs fois à la
disparition par résorption de follicules entiers contenant
des parties dures d'émail et d'ivoire déjà fort développées.

L'atrophie a des conséquences très différentes, suivant
qu'elle est totale ou partielle. Dans le premier cas, le follicule
est frappé d'impuissance ; dans l'atrophie partielle au contraire,
il n'est pas nécessairement stérile, la fonction de l'organe de
l'émail et celle du bulbe n'étant pas abolie, tant que persistent,
même imparfaits, leurs éléments anatomiques. Mais les dents
issues de semblables follicules sont elles-mêmes très impar-
faites, petites, rabougries, pauvres en matériaux calcaires et
de structure plus ou moins anormale.

Les causes de l'atrophie folliculaire expliquent très bien ces
particularités. Elles sont locales ou générales.

Parmi les premières, la compression est celle qui intervient
le plus souvent : un follicule en voie de développement est
comprimé, soit entre les racines de deux dents voisines, soit à
l'extrémité d'une arcade alvéolaire trop courte, il s'atrophie,
comme s'atrophierait tout autre tissu placé dans les mêmes
conditions. Telle est la cause de l'absence si fréquente des
dents de sagesse, surtout des inférieures. Il n'est pas douteux
que le développement de certaines tumeurs des maxillaires,

---

(1) Comptes rendus de l'Académie des sciences, séance du 2 février 1874.

notamment des kystes et des odontomes puisse par ce même mécanisme amener l'atrophie des follicules voisins lorsque ces productions apparaissent dans le jeune âge.

Les inflammations locales et les traumatismes sont encore des causes d'atrophie folliculaire ; c'est par le jeu de ces phénomènes que s'explique la résorption des follicules greffés dans les expériences de MM. Legros et Magitot, et la non apparition de certaines dents permanentes après l'extraction des temporaires correspondantes lorsque cette petite opération a été faite par des manœuvres violentes et maladroites.

Les causes générales sont l'hérédité et les diathèses. Lorsque nous voyons plusieurs membres d'une même famille manquer d'une dent ou présenter une ou plusieurs dents atrophiées, difformes et rabougries sans cause locale susceptible d'expliquer l'anomalie, nous invoquons l'hérédité dont l'influence sur la production des anomalies en général est connue depuis longtemps, quoiqu'elle reste encore bien difficile à expliquer dans son mécanisme intime.

L'influence des diathèses se fait sentir, comme il est facile de le prévoir, non plus sur une ou sur quelques dents isolées, mais sur l'ensemble de la dentition des sujets qui en sont affectés. Mais comme tous les follicules ne sont pas nécessairement frappés au même degré, l'atrophie ne revêt pas pour tous un caractère uniforme ; quelquefois totale pour un, deux ou plusieurs, elle est partielle pour le plus grand nombre, de sorte qu'à l'âge où l'éruption est achevée, les sujets présentent un ensemble de dents atrophiées, ces organes existant en nombre normal ou avec une diminution numérique de une, deux ou plusieurs unités.

Les dents issues de follicules frappés d'atrophie partielle sont elles-mêmes atrophiées ; elles ont une teinte sombre, une apparence opaque et sont petites relativement au volume des mâchoires ; aussi sont-elles séparées par des intervalles distincts, et comme leur émail et leur ivoire n'offrent aux agents chimiques ou mécaniques qu'une résistance très faible, elles se carient de bonne heure et présentent rapidement à leur extrémité libre un plateau d'usure caractéristique. Enfin, comme les affections graves de l'enfance frappent plus souvent les sujets atteints de diathèses, les tuberculeux, les syphilitiques, les scrofuleux, etc., que ceux dont la constitution générale est bonne, les dents atrophiées sont en outre souvent marquées d'érosion à divers degrés.

Les diathèses agissent sur l'évolution folliculaire par l'influence qu'elles exercent sur la nutrition générale ; toutes ont donc une action identique, ou du moins dont l'importance ne dépend que du degré de perturbation apporté par les unes ou par les autres dans l'économie tout entière.

L'atrophie folliculaire confirmée n'est passible d'aucun traitement ; mais des mesures préventives peuvent être utilement prises pour empêcher sa production dans certains cas. Ainsi, l'on proscrira toute manœuvre violente pour l'extraction des dents temporaires afin d'éviter la lésion des follicules sous jacents ; on devra recourir à l'extraction des premières molaires permanentes dès que ces organes seront atteints de carie assez avancée pour prévenir l'atrophie de la dent de sagesse ; en un mot, toutes les fois que l'évolution régulière d'un follicule pourrait être entravée par quelque cause locale accessible, il faudra agir sur cette cause même pour empêcher l'atrophie.

Quant aux atrophies diathésiques, l'on n'aura bien entendu d'action sur elles que par un traitement général dont la direction est subordonnée tout entière aux particularités de chaque cas.

Lille Imp. L. Danel.

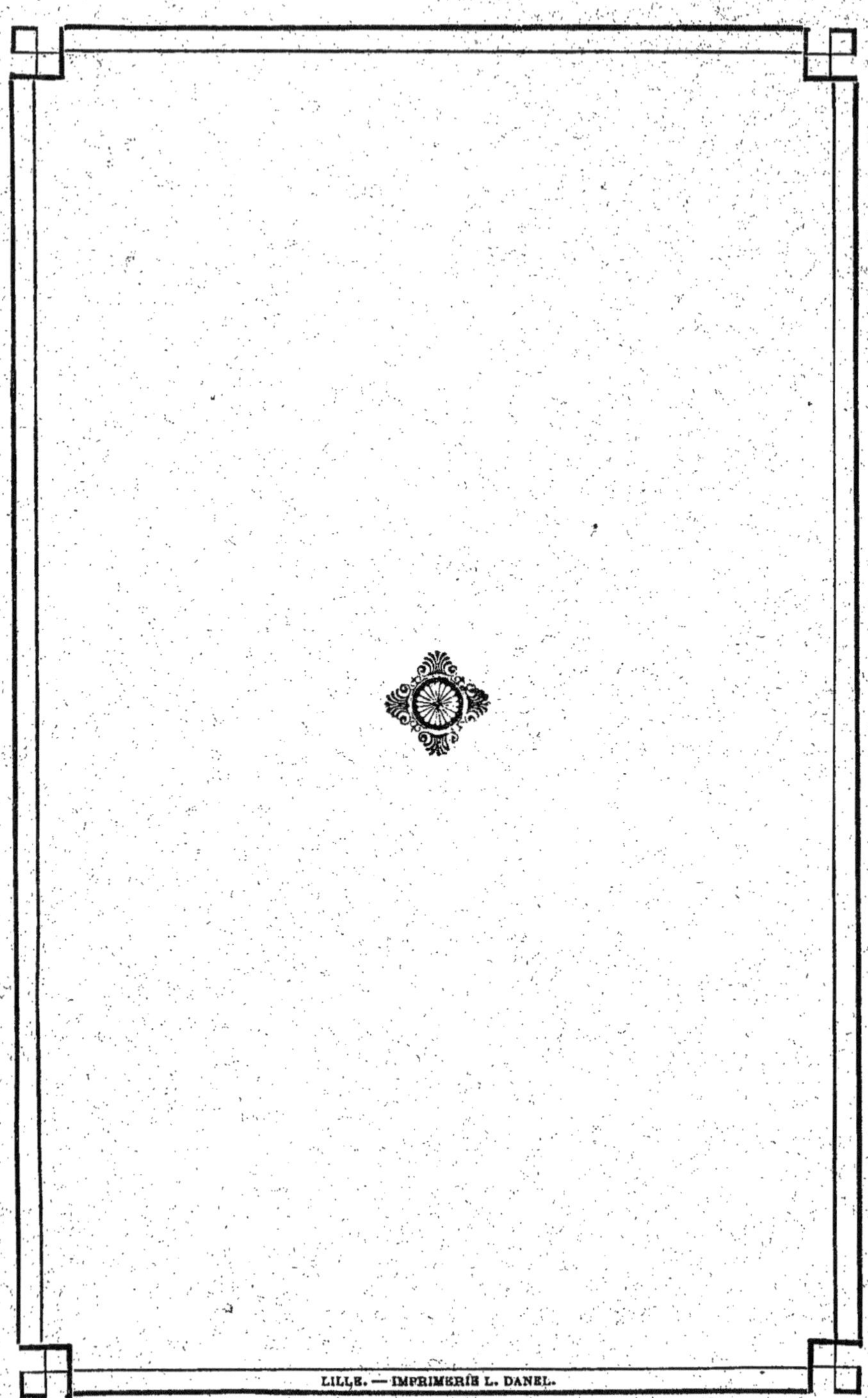

LILLE. — IMPRIMERIE L. DANEL.

www.ingramcontent.com/pod-product-compliance
Lightning Source LLC
LaVergne TN
LVHW050229180726
843501LV00013BA/3387